市民健康普及教育丛书

高血压科普100问

主　编　王胜煌

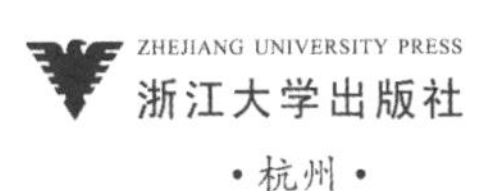

·杭州·

图书在版编目（CIP）数据

高血压科普130问 / 王胜煌主编. -- 杭州 : 浙江大学出版社，2023.5（2024.3重印）
ISBN 978-7-308-23564-8

Ⅰ. ①高… Ⅱ. ①王… Ⅲ. ①高血压－防治－问题解答 Ⅳ. ①R544.1-44

中国国家版本馆CIP数据核字(2023)第038754号

高血压科普130问
GAOXUEYA KEPU 130 WEN
王胜煌　主编

策划编辑　柯华杰
责任编辑　汪荣丽
责任校对　沈巧华
封面设计　林智广告
出版发行　浙江大学出版社
（杭州市天目山路148号　邮政编码　310007）
（网址：http：//www.zjupress.com）
排　　版　杭州林智广告有限公司
印　　刷　杭州捷派印务有限公司
开　　本　889mm×1194mm　1/32
印　　张　2.875
字　　数　43千
版 印 次　2023年5月第1版　2024年3月第2次印刷
书　　号　ISBN 978-7-308-23564-8
定　　价　25.00元

市民健康普及教育丛书

编委会

高血压科普 130 问

编委会

主　　编　王胜煌

编　　委（姓名排序以章节编者先后为序）

王　健　鲍栋钢　杨　锐　皇甫宁
俞玉珊　黄　凯　程劲松　程可爱
江玉峰

编写助理　冯　鸣

总 序

SERIES FOREWORD

疾病，自古以来就是人类无法绕过的话题，它与人类相伴相随，一直影响着人类社会和人类文明。随着科技的飞速进步及社会的不断发展，人类在与疾病的斗争中不断取得胜利，人类对于自身的健康有了越来越多的主动权。特别是近年来，随着国民健康意识的不断提升，越来越多的人关注健康问题，追求“主动健康”。国家也在以前所未有的力度推进“健康中国”建设，倡导健康促进理念，深入实施“将健康融入所有政策”。2019 年 7 月，国务院启动“健康中国行动（2019—2030 年）”，部署了 15 个专项行动，其中第 1 项就是“健康知识普及行动”，这也凸显了国家对健康知识普及工作的重视。

健康科普是医务工作者的责任，也是医务工作者的义务。人们常说，“医者，有时是治愈，常常是帮助，总是去安慰”。作为医生，我们在临床工作中，发现许多患者朋友有共同的问题或困惑，如果我们能够提前做好科普，答疑解惑，后续的治疗就能事半功倍。通过科普书籍传递健康知识，打破大众的医学认知壁垒，能为未病者带去安慰，增强健康知识储备；为已病者提供帮助，使其做一个知情的患者；给久病者以良方，助其与医生共同对付难缠的疾病。这就是编写本丛书的初衷，也是编写本丛书的目的。

都说医生难，其实大部分没有医学知识的普通民众更难。面对庞杂的医疗信息，面对各地不均衡的医疗水平，面对复杂的疾病，一方面要做自己健康的第一责任人，另一方面还要时刻关注家人的身心健康。我作为医生同时又是医院管理者，也一直在思考能为广大民众做点什么，以期既能够治愈来医院就诊的患者，又能为出于这样或那样的原因不能来医院面诊的患者解决问题。

这套科普丛书，就可以解决这个问题。它以医学知识普及为目的，从医生的专业角度，为患者梳理了常见疾病预防治疗的建议。丛书共 15 册，涵盖了情绪管理、居家护理、肥胖、睡眠、糖尿病、肾脏病、糖尿病肾脏病、口腔健康、呼吸系统疾病、骨质疏松、脑卒中、心脏病、高血压、女性卵巢保护、前列腺疾病 15 个主题。每册包含 100 个常见问题（个别分册包含 100 多个常见问题），全书以一问一答的形式，分享与疾病相关的健康知识。丛书的编者都拥有丰富的临床经验，是各科室和学科专业的骨干。丛书分享的知识点都是来源于一线医务工作者在疾病管理中的实践经验，针对性强。通过阅读，你可以快速而有针对性地找到自己关心的问题，并获得解决问题的办法，从而解除健康困扰。你也可以从别人的问题中受到些许启发，从而在守卫健康的过程中少走一些弯路，多做一些科学的、合理的选择，养成良好的健康生活方式。因此，特撰文以推荐，希望我们这个庞大的医生朋友团队用科普的力量，在促进健康的道路上与你一路同行。

未病早预防，有病遇良方，愿大家都能永葆健康！

陈敏

2023 年 3 月

前言

PREFACE

“是药三分毒”“保健品也可以控制血压”“高血压没有症状不需要吃药”等，这是笔者数十年临床工作中经常听到的一些观点。很遗憾，有这种想法的很多高血压患者不仅损害了自己的健康，还误导了他人，甚至付出了生命的代价。

根据《中国心血管健康与疾病报告 2021》数据，我国成人高血压患病人数约为 2.45 亿人。高血压是心血管疾病最常见的危险因素，可以导致心力衰竭、心律失常、肾脏损伤等并发症，是人类健康的“隐形杀手”。

党的二十大报告中指出：“推进健康中国建设。人民健康是民族昌盛和国家强盛的重要标志。把保障人民健康放在优先发展的战略位置，完善人民健康促进政策。”因此，为降低日益加重的心血管疾病负担，我们一方面要提高医疗水平，另一方面要大力开展健康知识普及工作，预防高血压等心血管疾病，强调个人是自己健康的第一责任人。

本手册旨在促进公众对高血压的正确认知，通过问答的形式，更直观、更浅显易懂、更有针对性地传播高血压防治知识。作为宁波市心血管病防治临床指导中心挂靠单位，也是浙东地区最大的心血管疾病诊疗中心之一，我们有责任为防治高血压贡献宁波大学附属第一医院的力量。

“博观而约取，厚积而薄发。”编写本手册首先要感谢国内外专家、学者们的指南、论著给我们正确的指导。感谢宁波大学附属第一医院院领导对编写本手册的关心与支持。同时，要感谢宁波市心血管病防治临床指导中心在本书编写过程中的精心组织以及心内科同仁的辛苦付出，但由于编者水平有限，书中难免存在不足之处，恳请读者不吝赐教。

王胜煌

2023 年 2 月 15 日

目录

CONTENTS

一　血压与高血压常识

五　高血压信息化管理

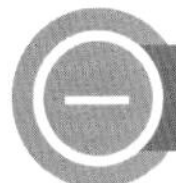

血压与高血压常识

1　血压是怎么形成的?

心脏的收缩、舒张交替进行，推动血液在血管内持续流动。血液在血管内流动时撞击血管壁产生的侧向压强称为血压。通常我们所说的血压，是指在上臂肘弯处的肱动脉的血压。两上臂的血压可有轻度差别，若两上臂的血压差别较大，应按高的一侧来诊断高血压和评估疗效。

2　什么是收缩压和舒张压?

收缩压是指在心脏收缩时，从心脏射出去的血液对血管壁产生的压力，也被称为高压或上压；而舒张压是心脏舒张时，动脉血管回弹时产生的压力，也就是常说的低压或下压。不管是收缩压还是舒张压的升高，都是需要积极干预及治疗的，否则都会损害我们的健康。

3 什么是脉压？

脉压是指收缩压与舒张压之间的差值，正常值为30～40mmHg（1mmHg＝0.133kPa）。若差值大于60mmHg，我们就称之为脉压过大，小于20mmHg则称之为脉压过小。一旦发现脉压异常，应该及时到医院查明原因。老年人由于动脉血管粥样硬化或者合并主动脉瓣膜病变，会出现脉压增大现象。

4 为什么左右手血压不一样？

由于心脏发出的大动脉分支到双上臂的血管分级有差异，所以正常人双上臂的血压可有轻度差别。如果双上臂血压差别较大，应按较高一侧的血压值作为测量结果。若两侧血压差值超过20mmHg，则应到医院做进一步检查。

5 一天内的血压是如何变化的？

无论是健康人还是高血压患者，血压都有昼夜节律的变化。白天，人体较活跃，身体需要更多的氧气和营养，相应地也需要大量的血液来输送，血压就比较高。晚上睡觉时，所需要的氧气和营养较白天明显减少，血压就会低一些。大多数人 24 小时的血压变化规律是，从早上 6:00—8:00 逐渐开始升高，整个白天持续处于较高状态；晚上休息后，血压逐渐下降，在夜间 2:00—3:00 降到最低。24 小时中的血压曲线，表现为两个高峰，一个低谷，类似长柄勺。大多数高血压患者一天内的血压波动曲线也有类似的规律，但整体水平较高，波动幅度也较大。

6 一年四季，血压如何变化？

血压会随着气候的变化而变化。像宁波地区，四季温差较大。在 3 月以后，天气逐渐转暖，血压有逐渐下降趋势。在 7—8 月，气温高，血压下降得更加明显。如果原来血压水平只是轻度升高，此时血压可能会降至正常范围。到 10 月之后，天气逐渐转凉，血压逐渐升高。11 月以后，随着寒流侵袭，气温进一步下降，血压上升就更加明显。在 12 月、1 月以及 2 月，血压水平最高，这个过程将会持续一段时间。到 3 月以后，天气转暖，又开始第二个周期。高血压患者血压的季节性差别明显，只有认识到了血压随季节变化波动的规律，才能采取相应的治疗措施。

7 高血压的诊断标准如何?

根据《国家基层高血压防治管理指南 2020 版》,高血压在不同测定环境下,相应的诊断标准也不同,具体如表 1 所示。

表 1 诊室测量血压、动态血压监测及家庭自测血压的高血压诊断标准

(单位:mmHg)

分类	收缩压		舒张压
诊室测量血压	≥ 140	和(或)	≥ 90
动态血压监测 *			
白天	≥ 135	和(或)	≥ 85
夜间	≥ 120	和(或)	≥ 70
24 h	≥ 130	和(或)	≥ 80
家庭自测血压 *	≥ 135	和(或)	≥ 85

*:指平均血压。

8 高血压分几级?

目前,我国根据血压升高的程度,一般将其分为 1、2、3 级(见表 2)。

表 2 中国高血压诊断与分级标准

(单位:mmHg)

类 别	收缩压	舒张压
正常血压	< 120	< 80

续表

类　别	收缩压	舒张压
正常高值	120 ～ 139	80 ～ 89
高血压	≥ 140	≥ 90
1 级高血压（轻度）	140 ～ 159	90 ～ 99
2 级高血压（中度）	160 ～ 179	100 ～ 109
3 级高血压（重度）	≥ 180	≥ 110
单纯收缩期高血压	≥ 140	< 90

注：若收缩压和舒张压分属不同的级别，则以较高的分级为准。

9　高血压的病因是什么?

目前，90%左右的高血压病因尚不明确，医学上称之为原发性高血压或者高血压病。研究发现，遗传和环境因素与这类高血压的发生密切相关，最主要的是与生活方式有关，所以也可以认为原发性高血压是一种慢性病。此外，还有大约10%的高血压是某些疾病（如肾脏病、原发性醛固酮增多症、嗜铬细胞瘤等）引起的，称为继发性高血压。继发性高血压单纯依靠降压治疗效果较差，应当针对病因治疗，去除病因后，血压能有效降低，甚至恢复正常。

10 哪些人容易得高血压?

高血压的易患对象有：超重/肥胖、长期过量饮酒、吸烟、缺乏运动、长期精神压力大、有高血压家族史等人群。以上易患对象，建议每6个月测量1次血压，并改变不良生活方式，预防高血压的发生。

11 如何早期发现高血压?

大多数高血压患者通常没有明显的症状，很多患者根本不知道自己血压高，是体检或偶尔测量血压时才发现血压高，故高血压被称为“无声杀手”。有些患者是在发生了心脏病、脑卒中、肾功能衰竭等严重并发症时，才知道自己的血压高。所以，建议成年人每年至少规范测量1次血压。强化各级医疗机构首诊测血压制度，患者到医疗机构就诊时，不管看什么病，均要先测量血压，以便早发现、早治疗。有头晕、头痛、眼花、耳鸣、失眠、心悸、气促、胸闷、肥胖、睡眠打鼾、乏力、记忆力减退、肢体无力或麻木、夜尿增多、泡沫尿等症状，提示可能存在血压升高，要尽快就诊。

12 早期控制高血压有什么好处?

越早发现高血压，就能做到越早干预和控制血压，减少高血压对心脑血管等造成的损害。控制好血压可以使患脑卒中的发生概率下降 35% ～ 40%；患心肌梗死的概率下降 20% ～ 25%；患心力衰竭的概率下降 50% 以上。

13 高血压对身体器官有哪些危害?

高血压患者早期可出现头痛、头晕、眼花、耳鸣、胸闷、乏力、记忆力减退、肢体无力或麻痹等症状，影响其生活质量。持续的血压升高可造成心、脑、肾、全身血管损害，严重时发生脑卒中、心肌梗死、心力衰竭、肾衰竭、主动脉夹层等危及生命的并发症（见图 1）。

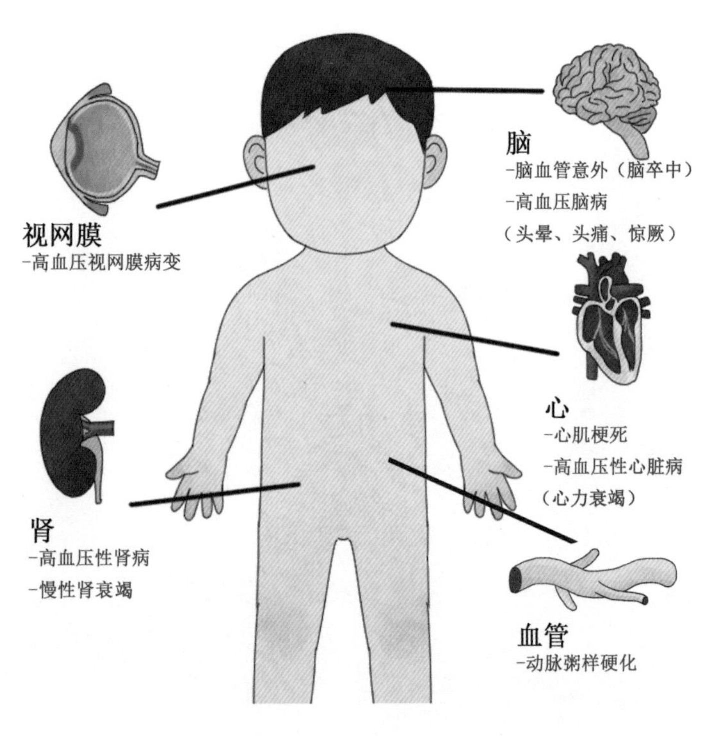

图1　高血压并发症

14　高血压患者就诊时为什么要做那么多检查?

同样是高血压患者，因为血压对身体及心脑血管的损伤不同，即便血压水平相同，其最佳治疗方案也不尽相同。所以在就诊时完善相关检查对评估病情进展及选择治疗方案尤为重要。化验生化指标，了解肝肾功能、血脂、血糖、电解质等情况对选择降压药物的种类和剂量有重要参考价值；心电图与心脏超声检查，有助于判断有无心脏损害；眼底检查，通过观察眼底视网膜动脉可以评估小血管受损情况；化验尿液，了解有无蛋白尿，等等。这些都是高血压患者早期肾脏损害的重要指标。当然，最重要的还是别忘了测量血压！

15 高血压是遗传疾病，还需要预防吗?

大多数的高血压虽然与遗传因素相关，但它是可以预防的。健康的生活方式可以推迟高血压的发病年龄，减少降压药的服用种类和用量，预防一部分高血压并发症的发生。很多环境因素也与高血压的发生息息相关，比如高钠盐饮食、肥胖、饮酒、吸烟、熬夜等不健康的生活习惯。建立良好的生活习惯可以降低发生高血压的风险，预防及推迟高血压的发病。有高血压家族遗传基因的人群更应注意保持健康的生活方式。

16 高血压能治愈吗?

这是所有高血压患者最为关心的问题，谁也不想一辈子吃药。但到目前为止，对于原发性高血压，无论是中医还是西医，均没有特别有效的根治办法。我们只能通过降压药物治疗将血压控制在一个相对安全的水平。所以，目前的原发性高血压是要长期服用药物来维持治疗的。

17 高血压患者应该多久随访一次?

随访间隔时间应根据患者的心血管疾病风险、血压水平以及治疗管理效果由医生视具体情况而定。一般来说,1 级高血压患者可 1 ~ 3 个月随访 1 次。2 ~ 3 级高血压或高危患者可 2 ~ 4 周随访一次，血压控制达标后，可以每 3 个月随访一次；如果不能达标，应该 2 ~ 4 周随访一次。

18 老年人高血压的特点是什么?

①老年人由于动脉硬化，动脉壁的弹性降低，通常表现为收缩压升高、舒张压下降、脉压增大。②血压昼夜波动的节律异常，且易受环境改变的影响而产

生应激反应，使血压产生较大波动。③常常在体位改变或饱餐后出现低血压。④老年人除了血压高外，通常合并其他心血管疾病危险因素，更容易发生器官损害和心血管疾病。

19 什么是白大衣高血压?

简单地说，白大衣高血压就是在医院、诊所等医疗场所测得的血压高，但在家或者 24 小时动态血压监测的血压正常。关于白大衣高血压是否需要药物治疗，仍然存在争议。需要注意的是，白大衣高血压未来发展为持续高血压的风险高于正常血压者，可以理解为白大衣高血压是正常血压和持续高血压的中间状态，其对心、脑、肾等重要脏器的损害同样也处于中间状态。所以，白大衣高血压患者更要定期复查血压情况（至少每年检查 1 次），以及评估其他心血管疾病危险因素。

20 什么是隐匿性高血压?

隐匿性高血压指的是诊室血压正常，< 140/90mmHg，而通过动态血压监测或家庭自测血压

提示为高血压（白天平均血压≥135/85mmHg）。隐匿性高血压患者器官损伤和心血管疾病发生率比正常人或血压控制良好的患者高1.5～3.0倍，因此，需要积极干预。隐匿性高血压的诊断主要靠动态血压监测。

21 高血压的现状如何？

《中国高血压临床实践指南》数据显示，我国18岁及以上年龄人群高血压的患病率为27.9%，由此推算，大约每4个成年人中就有一个是高血压患者，我国高血压患病人数约为2.45亿人。高血压的患病率随着年龄的增长呈显著增高的趋势，18～34岁人群高血压患病率为5%，35～44岁人群高血压患病率接近17%，65～74岁人群高血压患病率超过50%。

22 打鼾会引起高血压吗？

一部分打鼾患者可能合并呼吸暂停的情况，人在睡眠时呼吸暂停达到10s以上，就被称为呼吸暂停，当患者出现反复的呼吸暂停，就会产生缺氧和二氧化碳潴留，可造成周围血管收缩，最终可能会导致血管结构改变引起高血压。有研究显示，在阻塞性睡眠呼吸暂停综合征患者中，高血压的患病率高达50%～90%，所以阻塞性睡眠呼吸暂停综合征是引起高血压的一个重要因素。

23 为什么老年人容易得单纯收缩期高血压?

动脉硬化程度较重的老年人容易发生收缩压明显升高的情况，从而导致脉压显著增大的单纯收缩期高血压，而合并有其他高血压危险因素的老年人，如高血压家族史、肥胖、缺少运动、高盐饮食、精神过分紧张、糖尿病等，就更容易成为单纯收缩期高血压患者。

24 高血压会引起冠心病吗?

高血压是引起冠心病的重要的危险因素之一。长期高血压会造成动脉血管内膜损伤，血压水平越高，动脉硬化程度就越严重。高血压患者若同时还伴有血脂和血糖代谢方面的异常，则会加速和促进粥样斑块的形成。所以，及时控制血压对预防冠心病有好处。

25 长期高血压的患者为什么容易发生脑卒中?

高血压是引起脑卒中（俗称“中风”）的重要的危险因素之一。长期高血压会造成脑动脉血管内膜损伤，促使脑动脉粥样硬化的发生和发展，造成动脉管壁增厚、动脉狭窄、斑块破裂脱落，引起脑梗死。另外，有些高血压患者会引起脑出血。在高血压长期作用下，脑小动脉持久收缩，血管壁变硬、变脆，受到高压血流的长期冲击，导致脑出血。

26 老年人出现凌晨血压增高的原因是什么?

老年人易出现凌晨血压增高的情况，这与其大动脉顺应性较差和凌晨交感神经激活有关，该类高血压患者存在两种情况：一种是夜间血压低于白昼血压；另一种是夜间血压仍较高，不能降至正常水平。这两种情况均会出现凌晨血压增高，需要24小时动态血压监测来确定，为此，建议选用长效降压药物，以避免或减轻血压的昼夜波动。

27 诊断原发性高血压时为什么要注意排查继发性高血压?

原发性高血压患者占全部高血压患者的85%～90%，故原发性高血压是高血压的主体。继发性高血压患者占全部高血压患者的10%～15%，引起继发性高血压的疾病主要有肾脏疾病、颅脑病变、血管病变、内分泌疾病、睡眠呼吸暂停综合征等。当血压升高时，不能简单地当作原发性高血压进行降压治疗，尤其是一些年轻的高血压患者更要注意排查，应及时到医院进行正规检查，以免耽误部分继发性高血压的最佳治疗时机。

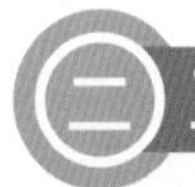

正确测量血压

28 规范测量血压有什么意义?

血压测量是诊断高血压的基本手段。血压值是诊断与治疗高血压的主要依据，亦是疗效评估及基层医生工作考核的主要指标。因此，推广规范的血压测量方法尤为重要。

29 哪些人需要定期测量血压?

①正常成年人，建议至少每年测量 1 次血压。② 35 岁以上的首诊患者应测量血压。③高血压易患人群（如临界血压 130 ～ 139/85 ～ 89mmHg、50 岁以上、肥胖、有家族史，已合并其他心血管疾病危险因素如糖尿病的人群等），建议每半年测量 1 次血压。④提倡高血压患者在家庭自测血压，血压达标且稳定者，每周自测血压 1 次；血压未达标或不稳定者，则增加自测血压的次数，如在固定时间每天测 1 ～ 2 次，尽量选在上午时段测量。

30 血压测量的方式有哪些?

①诊室血压：通常以诊室血压作为确诊高血压的主要依据，非同日3次以上测量收缩压不低于140mmHg和（或）舒张压不低于90mmHg的可诊断为高血压。

②家庭自测血压：它是目前国际上比较推荐的方式，作为患者自我管理的主要手段，也可作为高血压的辅助诊断，诊断标准为收缩压不低于135mmHg和（或）舒张压不低于85mmHg。

③动态血压监测：它可较为准确地诊断高血压及判断血压的节律，有条件的基层医疗卫生机构可采用；可作为高血压的辅助诊断及调整药物治疗的依据，诊断标准为24小时平均收缩压不低于130mmHg和（或）舒张压不低于80mmHg，白天平均收缩压不低于135mmHg和（或）舒张压不低于85mmHg，夜间平均收缩压不低于120mmHg和（或）舒张压不低于70mmHg。

31 什么是家庭自测血压?

家庭自测血压是指患者自己或家属在医疗单位

外（一般在家里）测量的血压，是自我管理血压的主要手段，其准确性超过诊室血压，建议积极推广使用（见图2）。

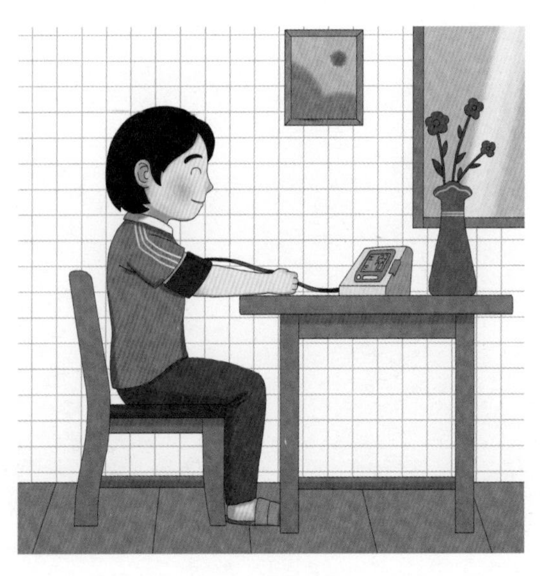

图2　家庭自测血压

32　家庭自测血压有何优势?

家庭自测血压可获取日常生活状态下的血压信息，可帮助排除白大衣高血压、检出隐匿性高血压。其优势是：①可靠性强。与诊室血压相比，具有可靠性强、真实性高的特点，能够真实反映患者清醒状态的血压水平。②简便易行。在家自测血压，不需要到医院或诊室，方便测量。

33 家庭自测血压的高血压诊断标准和诊室血压一样吗？

家庭自测血压水平低于诊室血压水平。家庭自测血压的135/85mmHg相当于诊室血压的140/90mmHg。非同日3次家庭自测血压不低于135/85mmHg者可考虑诊断为高血压。治疗的目标值是血压小于135/85mmHg。

34 什么是动态血压监测？

通过电子血压计自动间断性定时测量日常状态下血压的一种检测技术，可客观反映24小时日常状态下的血压水平及波动情况。动态血压是未来血压诊断和指导治疗的主要手段和诊断金标准。

35 动态血压监测有何优势？

动态血压监测主要用于白大衣高血压、隐匿性高血压、单纯夜间高血压和首次高血压诊断的确定，观察血压升高程度、短时变异和昼夜节律，评估降压药物疗效，以及了解包括清晨、睡眠期间等全时段血压控制情况。

36　动态血压监测频率有哪些要求?

通常白天测压间隔时间可选择 15 ～ 20 分钟，夜间可选择 30 分钟。应进行 24 小时血压监测，每小时至少有 1 个血压读数。有效血压读数需达到总监测次数的 70% 以上，计算白天血压的有效读数应不少于 20 个，计算夜间血压的有效读数应不少于 7 个。

37　动态血压监测主要看哪些指标?

常用监测指标包括 24 小时、白天（清醒活动），以及夜间（睡眠）收缩压和舒张压的平均值，夜间血压下降百分率以及清晨时段血压的升高幅度（晨峰）等。

38　血压节律异常是指什么?

动态血压监测可判断血压节律。夜间血压下降百分率 =（白天平均值－夜间平均值）/ 白天平均值 × 100%。

杓型血压：夜间血压下降10% ～ 20%。非杓型血压：夜间血压下降小于10%。超杓型血压：夜间血压下降大于20%。反杓型血压：夜间血压与白天血压相比，未下降，甚至超过白天血压。

杓型血压为正常血压节律，其他为异常节律，会增加心血管事件发生风险。

39 如何选择测量血压的仪器?

推荐使用经国际标准认证的上臂式电子血压计。不推荐使用腕式、手指式电子血压计或台式水银血压计。

40 电子血压计测量血压有何优势?

①操作简便，电子血压计使用时，只要按下开关按钮，即可自动测量血压，不需要听诊器和手动充气放气。电子血压计能自动记录血压值。②测量血压值的准确性较高和重复性较好，电子血压计能自动显示或记录血压值，避免人为误差和个人偏好影响。③电子血压计多用于高血压患者家庭血压测量，老年人也可使用。

41 血压计需要校准吗?

定期对血压计进行校准，保证仪器测量准确。电子血压计至少每年校准 1 次。

42 为什么一般不推荐家庭自测血压时使用台式水银血压计?

台式水银血压计需要听诊技术，容易发生测量和记录偏差，且台式水银血压计有汞污染的问题，将逐步被限制、淘汰。

43 平时测量血压应该选左侧上臂还是右侧上臂?

两上臂的血压可有轻度差别，首诊测量双上臂血压，以后通常测量读数较高的一侧来诊断高血压和评估疗效。

44 血压测量前有哪些注意事项?

测量血压前 30 分钟内不吸烟、不饮酒、不喝咖啡，排空膀胱，在安静的环境中至少休息 5 分钟，测血压时患者务必保持安静，不讲话。

45 血压测量的正确姿势是什么？

坐位，双脚自然平放，上臂与胸壁呈 40° 角放于桌上。

46 测量血压的袖带大小有什么要求？

袖带的大小适合患者上臂臂围，袖带气囊至少覆盖 80% 上臂周径，常规袖带长 22 ～ 26cm，宽 12cm，上臂臂围大者（＞ 32cm）应换用大规格袖带。

47 血压测量时袖带该怎么绑？

用手触摸肘窝，找到肱动脉跳动的部位，将袖带的胶皮袋中心置于肱动脉上，袖带下缘距肘线 2 ～ 3cm，松紧以能插入 1 ～ 2 指为宜。裸臂绑好袖带，袖带必须与心脏保持在同一水平。

48 袖带对血压测量值有什么影响？

袖带过窄或缠得过松，测得的血压会偏高；袖带过宽或缠得过紧，测得的血压会偏低。

49　血压测量次数越多越好吗?

测量血压的次数不宜过频，有些人想起来就测，甚至会产生焦虑情绪。所以，有焦虑症的患者不推荐使用家庭自测血压。

50　每次血压测量要测几遍?

每次血压测量至少2遍，间隔1～2分钟，取2次的平均值记录。如果两次差异超过10mmHg，则测量第3次，取后2次的平均值记录。随访期间，如果首次测量血压低于140/90mmHg，则不需要额外测量。

51　初诊患者或血压未达标及不稳定患者血压测量的频率怎样?

初诊患者或血压未达标及不稳定的患者，每日早晚各测1次，最好在早上起床排尿后、服药前，晚上临睡前测量，连续测量7天，取后6天血压平均值作为治疗的参考。

52 如果血压达标且稳定，那么还需要每天测量血压吗？

血压达标且稳定者，建议每周自测血压1天，早晚各1次。

53 什么时间段测量血压？

早上：起床后1小时内，服降压药前和早餐前，排尿后；选择在相对固定的时间测量血压。

晚上：晚饭后，临睡前，排尿后；选择在相对固定的时间测量血压。

54 哪些情况不提倡家庭自测血压？

某些心律失常如心房颤动、频发早搏患者，采用普通电子血压计不能准确测量血压时不提倡家庭自测血压，但可用监测心律不齐（如心房颤动）的电子血压计测量血压时除外。血压本身的波动可能影响患者的情绪，使其血压升高，形成恶性循环。因此，不建议精神焦虑及紊乱或擅自改变治疗方案的患者进行家庭自测血压。

55 发现单次测量血压有所波动正常吗?

不要过分计较某次的血压高低，血压本身有昼夜节律的变化，而且受诸多内外环境的影响，有一定的波动；不要因自测的几次血压值高低而随意调整药量，这样不利于血压的稳定。

56 夜间醒来后自测的血压能代表夜间血压值吗?

自己在家中无法测量夜间血压，有人夜间醒了就起来测血压，还有人为了获得夜间血压值，半夜用闹钟唤醒自己起来测血压，这种破坏夜间生理状态而测量出来的血压值，不能代表真正的夜间血压值。

57 自己在家中测量的血压会不准确吗?

有些人认为，在医院里测量的血压是准确的，在家中测量的血压是不准确的。这种认识是片面的。在医院、诊室测量的血压只能表示一个偶尔测量的血压值，难以全面地反映血压的状况。自己在家中测量时状态放松，不受医务人员的影响，能反映平常状态的血压值。而且，在不同的时间和状态下多次测量血压，能够更全面地了解自己的血压情况。目前，各大国际指南均推崇家庭自测血压。

58 室内温度低会不会干扰测量的血压值?

测量血压前，室内与室外的温度不能相差很大，尤其是冬天测量血压的房间内温度不能过低。因为患者测量血压时必须裸露上臂或只留内衣衣袖，如果室温过低，患者脱去衣服后，血压会升高。

59 有些高血压患者过分关注血压值的行为可取吗?

部分高血压患者对自己的血压值过分关注，在家里频繁测量血压，造成精神紧张，这种行为不可取。因为一个人的 24 小时血压水平不是恒定不变的，在不同时间段测量的血压值会有所不同，同时，血压因受到外界气候、环境、心理因素的影响而有所波动。因此，高血压患者不要频繁测量血压且自己频繁加减药量，正确的做法应该是，根据医嘱调整药物剂量。

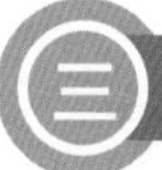

三 健康生活方式

60 高血压患者良好的生活方式应该包括哪些方面?

健康生活方式（见图3）包括：

①生活有规律，注意劳逸结合。

②避免过度精神紧张，保证情绪稳定、乐观。

③坚持适度的体育锻炼，保证充足的睡眠。

④不吸烟、不饮酒或少饮酒。

⑤控制饮食，防止肥胖。

⑥饮食要低盐、低脂、清淡，多吃蔬菜和瓜果。

高血压患者
健康生活方式
多运动
减重
心态平
戒烟
限盐
限酒

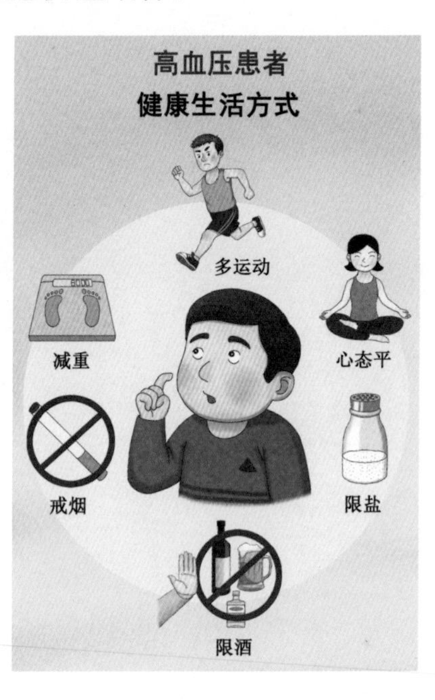

图3　健康生活方式

61 为什么高血压饮食疗法最关键的点是减盐?

若盐摄入量越多，则血压水平越高，严格限盐可有效降低血压。

62 健康人群和高血压人群，每日盐的摄入量应该控制在多少以内?

中国营养学会推荐健康成人每日钠盐摄入量不宜超过 5g（普通啤酒瓶盖去胶垫后，一瓶盖相当于 6g），高血压患者不超过 3g。

63 除了每日菜中摄入的盐，其实生活中还有许多“看不见的盐”，大家知道有哪些吗?

味精、酱油、番茄酱、芥末等调味品；咸菜、酱菜等腌制品；香肠、午餐肉、酱牛肉、烧鸡等熟食；冷冻食品、罐头食品与方便面、方便快餐等；零食、饮料等含钠盐量也很高。

64 日常生活中，如何避免高盐饮食？

日常生活中应避免高盐饮食，每人每日摄入钠盐量不超过 5g，高血压患者不超过 3g。尽量避免进食高盐食物和调味品，包括榨菜、咸菜、黄豆酱、腌肉等。做菜时，尽量利用蔬菜本身的风味来调味，如青椒、番茄、洋葱、香菇等。此外，还可利用各种酸味调味汁来增添食物味道，如醋、柠檬汁、苹果汁、番茄汁等。早饭尽量不吃咸菜或豆腐乳，对于非糖尿病的高血压患者，可以使用糖醋调味。

65 高血压患者应该多食用含钾的食物，这句话对吗？

钾在体内能缓冲钠的有害作用，促进钠的排出，可以降血压。但是，对于肾功能不全的高血压患者，也需要严格限制钾的摄入。

66 高血压患者每日烹调油用量应该是多少？

每日烹调油用量小于 25g（相当于 2.5 汤匙）。

67 在进食烹调油时需要注意哪些方面呢？

需要注意：①选择安全的油，即卫生学指标、工艺及质控标准严格满足国家标准。②选择脂肪酸数量及构成比合理的油脂，如橄榄油、茶油等。③控制烹调温度，油温不宜过高。油温越高，烹调时间越长，不饱和脂肪酸氧化越快，营养成分流失越多。

68 高血压患者每天适量增加新鲜蔬菜和水果的摄入量有利于控制血压吗？

多吃蔬菜和水果有利于控制血压，因为新鲜蔬菜和水果中含钾高，钾能促进钠的排出，另外，还能增加水溶性维生素和膳食纤维的摄入量。为此，专家建议高血压患者每天吃400～500g新鲜蔬菜，1～2个水果，对伴有糖尿病的高血压患者，在血糖控制平稳的情况下，可选择低糖型或含糖量中等的水果，如猕猴桃、梨、苹果等，每日进食200g左右，可作为加餐。

69 生活中适合高血压患者食用的蔬菜和水果有哪些？

高血压患者建议食用高钾低钠的食物，包括黄豆、番茄、西葫芦、芹菜、鲜蘑菇与各种绿叶蔬菜；水果有橘子、苹果、香蕉、梨、猕猴桃、柿子、菠萝、山楂等。

70 高血压患者为什么要戒烟？

吸烟是一种不健康的行为，是心血管病和癌症的主要危险因素之一。烟草中的尼古丁会使小动脉收缩。吸烟可导致血管内皮损害，显著增加高血压患者发生动脉粥样硬化性疾病的风险。被动吸烟也会显著增加心血管疾病的发生风险。戒烟的益处显而易见，而且在任何年龄戒烟均能获益。

71 戒烟有哪些好方法？

①戒烟从现在开始，下决心、定计划，随时告诫和提醒自己，取得家人和朋友的支持。

②远离烟草诱惑，避免前功尽弃；丢弃所有的烟草、烟灰缸、打火机、火柴，避免一见到这些就“条

件反射”地想要吸烟，避免到往常习惯吸烟的场所。

③烟瘾来犯时，应转移注意力：可以做深呼吸、咀嚼无糖口香糖。尽量不用零食代替，以免血糖升高，身体过胖。用餐后，可吃些水果或散步来代替饭后一支烟的习惯。

④可以参加一些体育运动，有助于把注意力从吸烟上引开。

⑤必要时，可在医生指导下选用有助于戒烟的药物。

72 建议高血压患者戒烟，但没有说戒酒，是否可以认为高血压患者适合饮酒，饮酒有好处？

过量饮酒是高血压发病的危险因素之一，高血压患病率随饮酒量的增加而升高。不提倡高血压患者饮酒，最好是不饮酒，如要饮酒，则建议少量。

73 长期饮酒会导致高血压吗？

有研究显示：长期过量饮酒是引发高血压的危险因素。酒精本身能扩张血管、刺激神经，使神经处于

兴奋状态，造成心跳过速、心肌泵血量增加。血管一直处于扩张状态，且长期过量饮酒会使血管失去弹性，造成血压升高。

74 高血压患者需要限制饮酒，那么限的量又是多少呢？

男性高血压患者每日饮酒的酒精量不超过25g，白酒小于50mL，葡萄酒小于150mL，啤酒小于500mL。对于女性高血压患者而言，每日饮酒的酒精量应小于男性的一半，孕妇切忌饮酒。同时，饮酒时应尽量放慢速度，避免“干杯”或“一口饮”，饮酒要伴餐，避免空腹饮酒。此外，高血压患者不宜饮用高度烈性酒。

75 高血压患者适宜喝茶吗？

茶能减轻动脉粥样硬化程度，增强毛细血管壁的弹性，高血压患者可以饮茶。但喝茶要讲究方法，茶叶中的一些活性物质，如咖啡因、茶碱、可可碱等对中枢神经有兴奋作用。大量饮茶会加快心率，增加心脏负担。喝浓茶可引起脑血管收缩，对高血压患者存在潜在危险。所以，高血压患者饮茶应做到：喝茶宜淡不宜浓，晚间不宜喝茶。

76 高血压患者需要控制体重吗？

超重和肥胖可促使血压上升，增加患高血压的风险，腹型肥胖可能与高血压有更强的相关性。建议超重和肥胖者减轻体重。高血压患者应该控制体重，避免超重和肥胖。

77 衡量超重和肥胖最简便、常用的指标有哪些？

常用指标包括体重指数（BMI）[体重（kg）/身高的平方（m^2）]和腰围。

成年人正常BMI为18.5～23.9 kg/m^2，24～27.9kg/m^2为超重，≥28 kg/m^2为肥胖。腹部脂肪聚集越多，血压水平就越高。成年人正常腰围＜90/85cm（男/女），当腰围≥90/85cm（男/女）时，发生高血压的风险是腰围正常者的4倍以上，提示需控制体重。

78 建议高血压患者适当运动。有人说："我买菜、做饭、做家务，我也在运动。"请问，何为运动？做家务算运动吗？

做家务是一种身体活动，会消耗能量，但不属于有氧运动。有氧运动是有一定节奏、持续一定时间的运动。就高血压患者而言，建议适当地进行中低强度的有氧运动。而运动的频率则建议每周至少3次，每次至少30分钟，最好能坚持每天运动。

79 如何评判运动强度？

①主观表现：运动中心跳加快、微微出汗、自我感觉有点累。

②客观表现：运动中呼吸频率加快、微喘，可以与人交谈，但是不能唱歌。

③步行速度：每分钟120步左右。

④运动中的心率＝170－年龄。

⑤在休息约10分钟后，锻炼所引起的呼吸频率增加应明显缓解，心率也会恢复正常或接近正常水平，否则应考虑运动强度过大。

运动强度具体分级见图4。

高等强度运动：
踢足球、赛跑、
跳绳、登山、打网球、
搬运重 11kg 以上的东西等
中等强度运动：
跳舞、上下楼梯、投篮球、
打乒乓球、游泳等
轻度运动：
伸展运动、散步、一些家务活动
（如浇花、擦桌子、扫地、喂养小动物等）

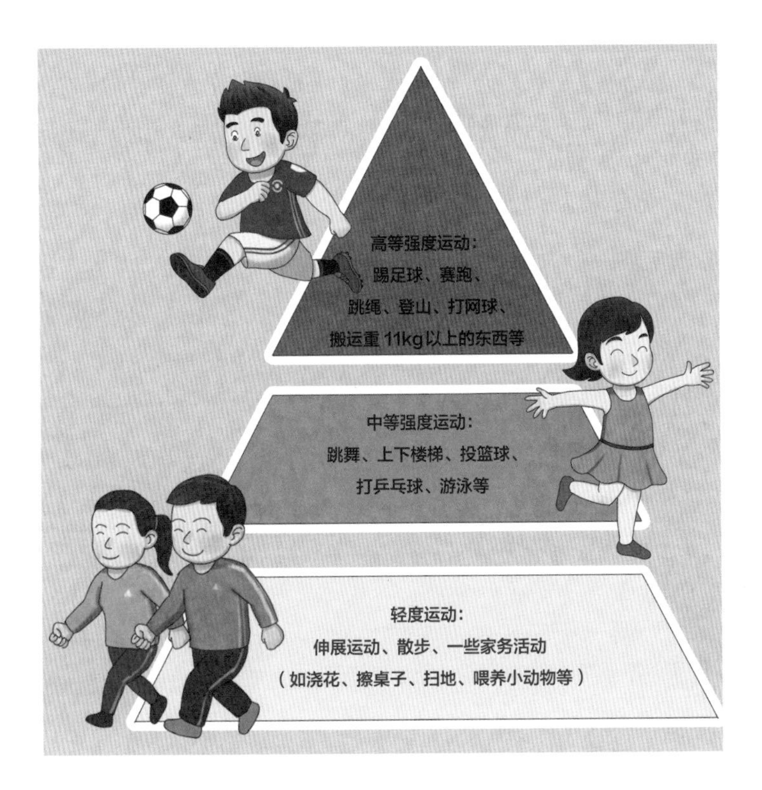

图 4　运动强度分级

80　高血压患者的运动时间如何选择？

高血压患者清晨血压常处于较高的水平，清晨也是心血管事件的高发时段，因此，最好选择下午或傍晚进行锻炼。安静时，血压未能得到很好的控制，或超过 180/110mmHg 的患者，应暂时禁止运动。

81 适合高血压患者的运动方式有哪些?

中年人运动可选择散步、快速步行、慢跑或快跑、游泳、登山等。老年人以打太极拳、做操、散步为宜，运动量应以个人的年龄和体质为基础。

82 为什么建议高血压患者进行有规律、适量的运动?

因为有规律、适量的运动可以减少体内脂肪堆积，使肾小管对钠的回吸收减少，改善血管内壁弹性和功能。有报道称：坚持有规律、适量的运动，能使收缩压平均下降10～15mmHg，所以，有规律、适量的运动不仅能保持全身血管畅通，还能更好地控制血压。

83 高血压患者应避免的运动方式有哪些?

短跑、举重等短时间剧烈使用肌肉和需要屏气一蹴而就的无氧运动，会使血压瞬间剧烈上升，引发危险，因此，高血压患者应尽量避免做此类运动。

84 情绪与高血压有关系吗?

精神紧张、愤怒、烦恼、环境的恶性刺激等都可导致血压升高，而减轻精神压力和保持平衡心理可以降低血压水平，因此情绪与高血压息息相关。

85 高血压患者应如何保持情绪稳定?

研究表明，精神心理与睡眠状态显著影响血压，缓解心理压力和调整睡眠是高血压和心血管疾病防治的重要方面。因此，应正视现实生活，正确对待自己和他人，大度为怀，处理好家庭和同事间的关系，避免负性情绪，保持乐观平和的心态，知足常乐。建议寻找适合自己的心理调适方式，增强心理压力的承受能力。例如，旅行、运动、找朋友倾诉、养宠物等都是排遣压力的方法。如果上述方法仍然无法让你保持情绪稳定，那么也可以采取心理咨询等减轻精神压力的科学方法，有困难主动寻求帮助，出现严重心理危机时要及时就医。

86 高血压患者为何要关注睡眠?

高血压患者失眠后，夜间血压高使身体得不到充分的休息，靶器官易受损，次日血压升高，心率加快。睡眠是最好的养生，良好的睡眠有助于降压。高血压患者应保证充足的睡眠，必要时求助医生帮助调理，以提高睡眠质量。

87 有民间说法认为，高血压患者洗脸、洗澡用热水比较好，可以促进血液循环。你认为这样的观点正确吗？

不正确。

急剧的温度变化会引起血压的剧烈波动，甚至会危及生命。寒冷的日子洗脸尽可能用温水，洗澡前后的环境温度和水温与洗澡时的差别太大，会使血压波动加大。泡澡时，浴盆较深，水压升高会造成血压上升，建议高血压患者泡澡时的水只浸泡到胸部以下。

88 高血压患者为何冬天要做好保暖措施？

冬天，低温气候可使体表血管弹性降低，寒冷的刺激还可使交感神经兴奋、肾上腺皮质激素分泌增多，从而使人体的小动脉痉挛收缩，造成血压升高。因此，高血压患者在寒冷的冬季需做好保暖措施：如醒来时，不要立刻离开被褥，应该在被褥中活动身体，并请家人帮助打开取暖设备，让室内变暖和；洗脸、刷牙时，要用温水；如厕时，应穿着暖和；在有暖气的地方可少穿些，离开时应加衣服；外出时，戴手套、帽子、围巾等；室外等车时，可做原地踏步等小动作；沐浴前，先让浴室加热，等温度上升后再沐浴等。

四 降压药物治疗

89 治疗高血压主要有哪几类药物?

常用的降压药有钙通道阻滞剂、血管紧张素转换酶抑制剂、血管紧张素Ⅱ受体拮抗剂、利尿剂、β-受体阻滞剂及单片复方制剂。

①钙通道阻滞剂（CCB）：氨氯地平、硝苯地平、非洛地平、地尔硫䓬等。

②血管紧张素转换酶抑制剂（ACEI）：贝那普利、卡托普利、依那普利、培哚普利等。

③血管紧张素Ⅱ受体拮抗剂（ARB）：厄贝沙坦、缬沙坦、氯沙坦等。

④利尿剂：氢氯噻嗪、吲达帕胺、螺内酯等。

⑤β-受体阻滞剂：美托洛尔、比索洛尔、阿替洛尔等。

⑥单片复方制剂 ：缬沙坦氢氯噻嗪、厄贝沙坦氢氯噻嗪等。

90 地平类降压药物有什么不良反应?

所谓地平类降压药物是指二氢吡啶类钙通道阻滞剂（CCB），主要有硝苯地平、氨氯地平、非洛地平、拉西地平等。常见的不良反应如下：①踝部水肿。呈剂量依赖性，发生水肿的原因主要是地平类降压药物选择性扩张毛细血管前动脉，与同时扩张动静脉的普利类 、沙坦类或小剂量利尿剂联用可抵消或减轻踝部水肿。②心跳加快、颜面潮红、头痛。多见于短、中效地平类降压药物，长效制剂很少发生。③牙龈增生。见于所有种类地平类降压药物，是一种少见的严重不良反应。早期发现尽快停用可逆转。

91 普利类和沙坦类降压药物有什么不良反应?

常见的普利类降压药物有卡托普利、依那普利、培哚普利、福辛普利、咪达普利、贝那普利等。普利类降压药物常见的不良反应是干咳，一般可耐受，停药后干咳逐渐消失。极个别过敏体质的患者服用普利类降压药物后，会出现嘴肿、喉咙发紧（称之为血管性水肿），这是比较严重的过敏反应，需立即就医并使用抗过敏药物。怀孕、伴有高血钾或双肾动脉狭窄以及既往患有血管性水肿的高血压患者，不宜使用普利类降压药物。服用普利类降压药物应定期复查血钾、肌酐。常见沙坦类降压药物有缬沙坦、厄贝沙坦、氯沙坦、坎地沙坦等。沙坦类降压药物用于不能耐受普利类降压药物引起的干咳者，其不良反应较轻，很少引起咳嗽。

92 利尿降压药物有什么不良反应?

常用利尿降压药物有吲达帕胺、氢氯噻嗪和螺内酯。国内应用较多的是噻嗪类利尿剂，多与其他降压药物联合使用，吲达帕胺有时会单药使用。主要不良反应是低血钾和高尿酸。随着剂量的增大，低钾加重，患者会出现乏力、腹胀、心慌（心律失常）。为了避免此类现象发生，常用较小剂量，如氢氯噻嗪每天 6.25 ～ 12.5mg，不超过 25mg，必要时适当补钾，还可多进食香蕉、柑橘、绿叶蔬菜等含钾较丰富的食物。高尿酸可发展为痛风，痛风患者禁用利尿剂。长期口服利尿剂的患者应定期复查血钾、肌酐、尿酸。

93 β-受体阻滞剂降压药物有什么不良反应?

β-受体阻滞剂降压药物主要包括美托洛尔、卡维地洛和比索洛尔等药物。主要的不良反应为疲乏、肢体冷感、心动过缓等。要注意的是，若出现心动过缓，则不能突然停药，停药后会出现心率明显增快的“反跳”现象，患者会出现心慌。有冠心病者，突然停药还会加重冠心病心绞痛，要缓慢、逐渐减少药物剂量再停药。合并糖尿病、血脂异常的患者一般不首选β-受体阻滞剂，必要时可选用高选择性β_1-受体阻滞剂。哮喘或高度房室传导阻滞患者禁用β-受体阻滞剂，慢性阻塞性肺疾病、心率< 60 次/分者慎用β-受体阻滞剂。

94 服用降压药物后，血压降至正常范围了，是否可停药?

有些患者服药后血压降至正常范围，就认为高血压已治愈而自行停药，这是对自身非常有害的做法。高血压和伤风感冒不同，高血压不能治愈，只能通过综合治疗被控制，这就需要长期甚至终身服用降压药物。坚持服药是高血压患者的“长寿之路”。停药后，血压会再次升高，血压波动过大，对心、脑、肾靶器官的损害会更严重。在长期的血压控制达标后，小心地逐渐减少药物的剂量和种类，一般只对那些能够严格坚持健康生活方式的患者减药量，在减药的过程中，必须监测血压的变化。

95 得了高血压，只要我服药控制血压，其他方面就可以不管吗?

高血压药物治疗应该建立在坚持健康生活方式的基础之上，两者缺一不可。合理膳食、适量运动、戒烟限酒及心理健康，是人类心脏健康的四大基石。吸烟、过量饮酒、高盐饮食等不良习惯若不加以控制，单纯靠吃药，药物再好也难有疗效。很多人服用两三种降压药物而血压仍难达标正是这个原因。正确的做法是，除合理用药外，还必须坚持健康的生活方式。

96 得了高血压，只要坚持服药，血压就不用监测了吗?

血压水平和心血管事件之间有密切关系，只有血压达标才能降低心血管事件发生风险，服药并不能保证血压长期平稳达标。高血压患者应坚持定期对血压进行监测并记录，以便掌握用药与血压变化的关系，了解需要用多大剂量或怎样联合用药，才能使血压稳定在理想水平。

97 患高血压到药店自行购药可以吗?

有些高血压患者不按医嘱服药，而是按药店的推荐用药，或者偏信广告中的“好药”；有些人认为，价格贵的药就是“好药”，一味追求那些新药、特药；有些人看别人服用什么降压药物有效，就照搬过来为己所用，自行购药服用，这些做法都是盲目性的、有害的，也是不安全的。目前，治疗高血压的药物种类繁多，每种药物降压机制各不相同，都有其适应证，也有一定的副作用。降压药物的选择一定要经医生根据病情，做必要的化验检查，兼顾到患者的血压水平、并存的其他危险因素、伴随的靶器官损害的情况，选择能有效降压、对患者无不良影响而且能保护靶器官的药物。在医生指导下治疗，才是合理的做法。另外，有些患者的高血压是继发性高血压，如由患嗜铬细胞瘤、原发性醛固酮增多症、睡眠呼吸暂停低通气综合征等疾病所致。手术后或服药控制原发疾病后，血压可降至正常范围；若不处理原发疾病，单纯服用降压药物则血压很难达标。所以，新发现高血压患者一定要到正规医院就诊，先评估是否为原发性高血压，而不是到药店自行购药。

98 我得了高血压，吃药降压太慢了，听说输液可以预防脑卒中，需要输哪种药？多长时间输液一次？

有的患者想依靠输液降压，这是错误的想法。除了高血压急症（如高血压脑病、主动脉夹层等）需要静脉滴注降压药以快速降压外，一般的高血压不需要输液治疗。有的患者认为，输液能活血化瘀、改善血液循环、预防血栓，其实，平常输液对预防血栓是没有作用的。长期坚持规律地口服降压药物并综合干预其他危险因素（必要时降糖、降脂、服用小剂量阿司匹林等）是最好的治疗方法。

99 我原来服用一种降压药物将血压控制得较好，但近期血压偏高，是否可以将原来的药物剂量加大来控制血压？

每种降压药物的剂量都有合适范围，在短时间内或不得已的情况下，可以考虑通过剂量增加来控制血压，但剂量增加是有限度的，不能无限制加量，否则会产生严重的不良反应，降压效果也不会无限制提高，因此，不推荐常规情况下通过剂量加大来控制血压。高血压的形成机制有多种，每一种降压药物只针对一种机制发挥作用，小剂量联合降压治疗更为合理，有 1+1 > 2 的效果，并且每种药物的副作用发生率会下降，不良反应可相互抵消。比如普利类、沙坦类降压药物与利尿降压药物联用，发生电解质紊乱的概率会下降。地平类降压药物与β-受体阻滞剂降压药物联用，前者反射性使心跳加快的副作用可被后者抵消。

100 我的血压超过 140/90mmHg 是否就一定要服用降压药物？

对于初诊的高血压患者，需要根据心血管危险分层来决定何时开始服降压药物。低危患者先改善生活方式并监测血压及其他危险因素 3 个月，中危患者先改善生活方式并监测血压及其他危险因素 1 个月，若血压仍不低于 140/90mmHg，则应启动药物治疗；高危、超高危患者，必须立即服降压药物并同时治疗并存的危险因素和临床疾病。如果血压是轻度升高，但是同时患有冠心病、脑血管病、糖尿病等疾病，就是心血管高风险人群，需要马上用降压药物治疗。

101 降压药物一天之中何时服用效果最好?

短效制剂按说明书服用。目前，不推荐长期服用短效制剂，一方面是因为短效制剂药效维持时间较短，容易引起血压波动，从而增加心血管事件的发生率；另一方面是因为短效制剂一天需服用多次，容易漏服，且影响患者依从性。

长效制剂一般在早晨顿服。如果血压控制得不理想，应做 24 小时动态血压监测，由医生据此调整服用时间：约有 10% 的患者白天血压正常，单纯夜间高血压，是一种“隐匿性高血压”，需做动态血压监测才能确诊。这类患者需要在睡前服药。清晨高血压的患者也可在睡前服药，以控制晨峰血压。

102 我的血压到了夏季就会偏低，夏季是否可以停药？

季节和环境温度的变化会引起血压波动，因此，季节变化时，应注意多次测量血压。夏季由于血管处于扩张状态，此时如果仍服用原来的药量可能会出现血压过低或较大波动，尤其是老年人易出现体位性低血压，这就需要减少药量。因此，一般情况下不建议停药，可以考虑减少药物剂量或调整降压药物种类。冬季气温低，血压一般比夏季高，要相应增加降压药剂量或者种类才能使血压达标。

103 服用沙坦类降压药物会致癌吗？

2018年，美国有线电视新闻网（Cable News Network，CNN）报道，缬沙坦被22个国家召回，理由是某些批次的缬沙坦的活性成分（active pharmaceutical ingredient，API）的原材料在测试期间发现含有杂质，该杂质名为*N*-亚硝基二甲胺（*N*-nitrosodimethylamine，NDMA），是一种有机化学物质，属于强效致癌物质，可能导致肝脏、肾脏和呼吸道肿瘤。然而，问题批次缬沙坦API中发现的NDMA数量远低于致病剂量，这种污染物的致癌风险尚未定论，并且不是缬沙坦药物本身的问题，而是因为生产过程中产生的杂质。因此，服用沙坦类降压药物并不会致癌。

104 普利类降压药物会不会增加肺癌的患病风险?

2018年10月，《英国医学杂志》发表了一篇论文，结论是：与沙坦类降压药物相比，普利类降压药物使用时间超过5年，肺癌的发生率更高，风险约高14%。论文发表后，某些媒体将其炒作成普利类降压药物有致癌风险，导致服用这些药物的高血压患者产生恐惧。实际上，这篇论文的结论是：与服用沙坦类降压药物相比，服用普利类降压药物的患者发生肺癌的相对风险增加14%，而不是绝对风险增加。每1000个患者服用1年时间，才出现1.2个肺癌患者，发生率很低，临床意义不大。分析其背后的原因，估计与服用普利类降压药物的患者更容易发生干咳，因此，会做较多的肺部影像学检查（如X线胸片、肺部CT等）进而增加了肺癌的患病风险和检出概率有关；而服用沙坦类降压药物的患者因无明显症状，就不会主动去做肺部检查，自然就会减少肺癌的早期发现。目前并没有证据显示普利类降压药物引起肺癌的绝对风险增高，高血压患者不要因这个研究就草率拒绝使用普利类降压药物。

105 高血压患者是不是一定要服用阿司匹林？

高血压、动脉硬化、冠心病、糖尿病等疾病存在血液高凝状态，此时血小板处于激活状态，血小板功能不同程度地增高，容易发生血栓性疾病。阿司匹林通过抑制血小板聚集来预防血栓的形成，服用小剂量的阿司匹林可有效减少高血压患者心脑血管事件的发生，建议下列患者使用阿司匹林。

（1）对于 40 ～ 70 岁者，尚未发生心脑血管疾病的下列高危高血压患者，建议使用小剂量阿司匹林（75 ～ 100mg/d）进行一级预防。40 岁以下和 70 岁以上者，应由医生权衡获益风险比后决定是否使用阿司匹林。

①高血压伴靶器官损害（左心室肥厚、颈动脉内膜中层增厚或斑块、血肌酐轻度升高或微量白蛋白尿、颈–股动脉脉搏波传导速度 ≥ 12m/s）或 2 型糖尿病

患者。

② 10 年缺血性心脏病发生危险＞ 10% 的高危患者（高血压伴以下任意 2 种危险因素者：吸烟、男性≥ 50 岁或绝经后女性、糖耐量受损或空腹血糖异常、血脂异常、肥胖、早发心血管病家族史、高同型半胱氨酸血症等）。

③高血压伴慢性肾脏病患者。

（2）阿司匹林对心血管病二级预防的证据明确，对于高血压合并稳定型冠心病、心肌梗死、缺血性脑卒中或一过性脑缺血发作史以及合并周围动脉硬化疾病的患者，需服用阿司匹林；对于阿司匹林不能耐受者，可考虑用氯吡格雷（75mg/d）代替。

高血压患者长期服用阿司匹林的注意事项：

①血压控制稳定（＜ 150/90mmHg）后再开始服用阿司匹林。

②服用阿司匹林应首先筛查有无发生过消化道不良反应的高危因素，如消化道疾病史、出血倾向、年龄＞ 65 岁。同时，服用皮质类固醇、其他抗凝药或非甾体抗炎药物等。如有高危因素应当采取预防措施。

③如果高血压患者合并有活动性胃溃疡、严重肝病、出血性疾病，应禁用阿司匹林；治疗中发生出血的应停用阿司匹林；有出血倾向的应慎用或停用阿司匹林。

106 我的血压平时在服药情况下比较稳定，但近几天血压偏高，我需要调整用药方案吗？

血压升高首先要看血压升高程度，如果血压在180/110mmHg水平以下，不要着急，可先到心血管内科就诊，由专业医生帮你寻找血压升高的原因，再针对原因调整降压治疗方案。如果血压高于180/110mmHg水平，应立即到医院急诊科就诊，予以紧急处理。

107 我的血压近期偏低，降压药物可以掰开服用吗？

大多数普通降压药物平片可以掰开服用，但某些药物是缓释制剂、控释制剂不能掰开服用，比如拜新同是硝苯地平控释片，就不能掰开服用，胶囊也不能掰开服用。

108 我服用拜新同后，大便时药物原型排出，是药物没吸收吗？

拜新同采用特殊工艺制作，药物有效成分附着在外壳上，且外壳不可被人体吸收，服用后，药品缓慢释放进入人体内被吸收。当这一过程结束时，完整的空药片可在粪便中被发现。

109 我发现今日的降压药物漏服了，需要补服吗？

降压药物是否需补服要看具体情况：如果发现漏服时间间隔较短，则可以直接补服，如果发现时已经超过 12 小时，自测血压正常，也可不补服，如果血压明显升高，需要补服。一般来说，半衰期长的药物可以不补服，半衰期短的药物需要补服。如果服用β-受体阻滞剂，因停药后有“反跳”现象，漏服后发现了就应该立即补服。

110 我在三甲医院配的降压药物降压效果很好，但回到当地医院没有相同的药物，可以换药吗？

一般来说，相同的药物具有类似的降压效果，但由于品控质量差异，降压效果也可能有差别，特别是原研药与仿制药品疗效可能有差异，或者是不同的剂型之间差异较大。比如，硝苯地平控释片与硝苯地平缓释片效果就有差异，因此，患者应尽可能使用同样的剂型。如果确实条件所限，没办法获取同种药品，也可调换相近品种。换药期间，需要严密监测血压水平变化，确保血压平稳达标。

111 降压药物是不是价格越贵越好？

药物的价格与研发投入、上市时间长短、市场供求、供应商经营策略等因素有关，并不是价格越贵药品就越好。高血压患者应选择最适合自己病情的降压药物，而不是价格最贵的降压药物。

112 听说高血压服药后就不能停药了，我不想服药可以吗?

目前，只有少数继发性高血压可以通过手术、呼吸机等手段治疗原发疾病后使血压得到控制，绝大多数原发性高血压不能治愈，只能通过综合治疗被控制，这就需要长期甚至终身服降压药物。坚持服药是高血压患者的“长寿之路”。不服药，高血压会导致严重的心、脑、肾靶器官损害。

113 我服用降压药后可以饮酒吗?

饮酒后，短时间内可以使血压下降，此时若服用降压药物可能出现低血压。长期饮酒会导致血压升高，甚至导致血压难以平稳达标。因此，不建议高血压患者饮酒。

114 降压药物可以和其他药物同时服用吗?

这个问题比较复杂，一般来讲，由于降压药物需要终身服用，所以大多数药物可以和降压药物同时服用。但在某些情况下，有些药物可以影响降压药物的疗效，或同时服用会更容易产生不良反应，合并应用时需要注意对血压进行监测。具体情况具体分析，需要联用时，请咨询专业医生或药师。

115 我服用降压药后清晨血压控制得不错，只是餐后容易出现头晕，这种情况需要怎么处理？

餐后胃肠道血流量增加，老年人的心血管调节功能差，易引起血压下降，甚至出现餐后低血压。餐后2小时内，每15分钟测1次血压，与餐前比较，收缩压下降＞20mmHg；或餐前收缩压≥100mmHg，餐后＜90mmHg；或餐后血压下降不多但出现心脑血管缺血症状（如心绞痛、乏力、晕厥、意识障碍等），诊断为餐后低血压。处理办法：饮食不宜过热；要注意混合饮食，不要单纯以淀粉或葡萄糖为主的食物作为早餐；控制进餐量，采取少吃多餐的办法进食；餐后在沙发或椅子上多坐一会儿，5～10分钟后再起身活动；已发生过餐后低血压症状的老年人，早餐前可先喝一小杯凉开水。

116 我服用降压药物很多年了，血压控制得还可以，但我担心这种药服用久了会不太好，应该换药吗？

评价一种降压药物好不好主要看：

①有确切的降压疗效，有明确的心血管保护作用。

②长效制剂，24 小时平稳降压，避免血压波动，且一日一次，服用方便。

③不良反应小，安全性好，耐受性好。

④价格合理。

符合以上四点就是好的降压药物，不需要频繁更换。频繁更换会导致血压波动性增加，更容易发生心脑血管事件。

117 服药后血压应该控制在什么水平？

大多数高血压患者的血压应控制在 140/90mmHg 以下，合并冠心病、慢性肾脏病、脑血管病的高血压患者的血压可维持在 130/80mmHg 以下。年龄在 80 岁以上的患者或者身体虚弱的患者，可适当放宽要求，血压维持在 150/90mmHg 以下也可。

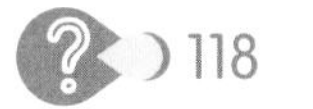

118 年轻高血压患者可以不服用降压药吗?

很多年轻患者被诊断为高血压后，不愿意服药，担心自己会对降压药物产生“依赖”，一旦服用了就不能停，这是错误且十分危险的观念。首先，降压药物不会产生耐药性。其次，高血压越早得到控制，就可以有效降低心、脑、肾等脏器的损害；研究显示，降压治疗可降低 50% 的脑卒中发生风险，降低 15% ～ 30% 的心肌梗死发生风险；早降压早获益；不要等心、脑、肾脏器受损了再用药，那时就已失去了最佳治疗时机。

119 调整了降压药物血压还没下降，是不是药物效果不好?

有的患者要求快速控制血压，用药仅几天，血压下降不明显就开始抱怨药物效果不理想，要求医生加药或换药，这些做法是错误的。降压应该平稳，血压下降过快、过低，容易出现缺血性事件，如脑梗死、心肌梗死等严重后果，尤其是老年人。每次调整药物种类或剂量后建议观察 2 ～ 4 周，不要频繁更换药物，除非出现不良反应等不耐受或需紧急处理的情况。

120 开始服用降压药物后，多长时间到医院复诊?

目前，还缺乏针对高血压病因的根本性的治疗方法，大多数患者需长期甚至终身服用降压药物。只有通过长期治疗，才可能使血压达到或接近目标血压，预防靶器官损害和高血压并发症的发生。所以，要坚持定期随访，在医生的指导下坚持服药治疗，观察降压疗效，监测各种危险因素。只有坚持健康的生活方式，才会获得好的疗效。如果血压一直高于180/110mmHg，或伴有明显的头晕、头痛、胸闷、胸痛、气促症状，应尽快到医院急诊科就诊。其他病情较重的患者或是调药期间应每1～2个月随访1次，病情较轻或血压控制稳定者可以每3个月随访1次。

121 过去已经吃的降压药会不会没有效果?或者副作用比较多?

传统的固定复方制剂，如北京0号、复方降压片等在降压效果、依从性方面与新的单片复方制剂一样有效。我国长期的临床观察和研究已经证明其是安全有效的，而且方便购买，非常受基层高血压患者欢迎。其是疗效稳定、安全的降压药物，可以放心使用。

122 为什么降压治疗药物首选复方制剂?

经过60多年的降压治疗研究，各国专家都肯定了复方制剂的优势，其具有降压效果好、不良反应少、价格低、依从性好的特点。国际指南和专家都呼吁，高血压治疗要标准化和同质化，首选复方制剂已经成为一致的观点和认知。

123 高血压患者按时吃药重要吗?

正常人的血压在一天24小时内呈“双峰一谷”的杓状连续分布曲线，即1:00—3:00血压最低，6:00—10:00及16:00—20:00血压各有一个高峰，这也是正常的生理性变异范围，即杓型血压。在生理状态下，血压波动不会过高或过低。服用降压药物时也会引起血压波动，称之为药物性血压变异，不定时服用降压药物会增大血压变异性。近年来，有研究表明，血压变异性独立于血压平均值，与动脉粥样硬化、靶器官损害、心血管事件的发生有着密不可分的联系。为了尽可能降低服用降压药物对血压变异性的影响，一方面要选择长效降压药物，另一方面要按时服药。

124 看到有些广告上说某“祖传秘方”药可以根治高血压，是不是真的?

高血压病一经确诊，绝大多数患者需要长期、终身坚持非药物和药物治疗。全世界尚未发现有哪一种药物、保健品、保健仪器能够根治高血压。任何宣传能根治高血压的“灵丹妙药”“祖传秘方”都是虚假宣传。大多数纯天然药降压的真正效果尚待研究确定，因此，患者不能过分信任纯天然药降压。

125 保健产品和保健仪器能降血压吗?

保健产品如食品、饮品等，降压器具如降压枕头、降压项链、降压帽、降压鞋垫等，不具备明确降压作用，即使有降压作用，效果也很轻微，不能达到治疗的目的，还会延误规范治疗的时间。

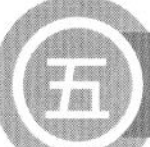

高血压信息化管理

126 什么是穿戴式血压测量仪？

穿戴式血压测量仪即指通过可穿戴、便携式、无袖带的血压监测设备（见图 5），实现家庭自测血压，是高血压患者了解血压水平变化趋势的一种非常可靠、实用的手段，也是平稳控制高血压、预防心血管疾病的有效措施，其效果不亚于医院诊室偶尔测量的血压。

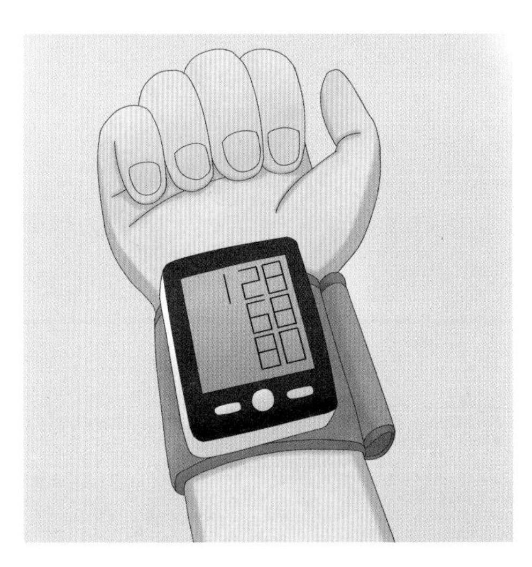

图 5　穿戴式血压测量仪

127 穿戴式血压测量仪有什么优点?

对于需要反复测量血压的高血压患者，穿戴式血压测量仪不仅仅在舒适性、便携性等方面具有优势，更重要的是它为连续血压监测提供了极大的便利。人体血压具有波动性，单次测量或断续测量的结果存在较大差别，而连续测量方法在每个心动周期测量血压，有助于尽早发现血压变化异常情况，在临床和医学研究中具有重要的意义。此外，对于血压正常者，若能经常自测血压并关注血压变化，将有利于发现高血压前期情况，从而实现早诊断、早治疗，减少心脑血管事件的发生。

128 什么是高血压信息化管理?

高血压是严重危害人类健康的常见疾病，具有发病率、致残率、死亡率“三高”，以及知晓率、治疗率、控制率“三低”的特点。它与脑卒中、冠心病、慢性心功能衰竭、终末期肾病等疾病密切相关。高血压发病隐匿，损害靶器官系统范围广，已成为严重影响人民健康水平和生活质量的一大疾病，并且给社会增添了沉重的经济负担。因此，必须大力开展高血压人群的防治工作，加强全民健康教育，严格对已发现的高血压患者进行科学的信息化及网络化管理，以提高高血压患者的管理效率，达到降低“三高”率，提高“三低”率的目标。

同时，也为医院建立了长期稳定的患者群体，既有利于患者的治疗，也有利于医院提高医疗质量和取得显著的社会效益和稳定的经济效益。应综合考虑简化高血压患者就医环节、方便医务人员操作及保证医疗质量等因素，合理安排诊治流程。

129 高血压信息化管理的功能有哪些？

①建立电子健康档案、传输患者基本信息功能：系统真实记录了高血压患者的个人资料，如姓名、性别、年龄、地址、职业、文化程度、联系方式、既往病史、首诊情况等，可以通过远程自动传输血压等数据进入电子健康档案。

②建立电子病历、开通医生诊治随访功能：医生通过本模块可以调用患者的以往记录、检查结果及诊治情况，了解血压管理数据等，并将患者的病史、检查、诊断、治疗信息录入系统。

③高血压数据库智慧化管理功能：系统建立后的大数据及动态数据库（如血压、发病率等）人工智能管理。

④远程管理功能：在信息化的基础上，可以轻松实现分级诊疗。

130 什么是远程动态血压监测？

远程动态血压监测主要是指高血压患者居家时，通过与远程血压管理系统相连接的可穿戴式血压计24小时动态监测血压变化情况，并将患者血压数据自动实时发送至终端设备或云平台，社区医生或三级医院高血压专科医生可以实时监测数据并对患者血压进行评估。

防治和控制高血压的一个重要环节是血压监测。常用的血压监测方法有诊室血压、家庭自测血压和24小时动态血压监测。24小时动态血压监测可客观反映高血压患者在日常生活状态下一整天的血压全貌和血压波动情况，能获得更多的有效信息，在高血压的诊断、治疗和预后评价中具有重要的应用价值。但目前24小时动态血压监测往往需要患者到医院预约，且大多数社区医院未开展此项目，不能满足广大高血压患者的需求。而远程动态血压监测应用移动互联网、手机等无线通信技术，依托高血压信息化管理平台，在患者和医院之间建立联系，患者的血压监测数据可以及时发送给社区签约医生和三级医院高血压专科医生，医生的诊断意见和健康建议可以及时反馈给患者，帮助患者控制血压。

目前，国内外已开展的多项研究证实，远程动态血压监测可以更好地帮助高血压患者血压达标，并且可以提高高血压患者的用药依从性、促进运动、改善饮食结构、控制体重等，进一步控制血压。开展远程动态血压监测不仅可为广大高血压患者提供便捷的医疗服务，还有助于提高患者对高血压的认知水平，同时有助于促进基层医生对高血压的规范诊疗，具有非常重要的现实意义。

参考文献

[1] Hicks B M, Filion K B, Yin H, et al. Angiotensin converting enzyme inhibitors and risk of lung cancer: population based cohort study[J]. BMJ, 2018, 363: k4209. doi: 10.1136/bmj.k4209.

[2] Margolis K L, Asche S E, Bergdall A R, et al. Effect of home blood pressure telemonitoring and pharmacist management on blood pressure control: a cluster randomized clinical trial[J]. JAMA, 2013, 310（1）: 46–56.

[3] McManus R J, Mant J, Bray E P, et al. Telemonitoring and self–management in the control of hypertension (TASMINH2): a randomised controlled trial[J]. The Lancet, 2010, 376（9736）: 163–172.

[4] McManus R J, Mant J, Haque M S, et al. Effect of self–monitoring and medication self–titration on systolic blood pressure in hypertensive patients at high risk of cardiovascular disease: the TASMIN–SR randomized clinical trial[J]. JAMA, 2014, 312（8）: 799–808.

[5] Paré G, Jaana M, Sicotte C. Systematic review of home telemonitoring for chronic diseases: the evidence

base[J]. JAMIA, 2007, 14（3）: 269-277.

[6] 郭芳. 高血压保持情绪稳定的六大点[J]. 健康向导，2018，24（1）：49.

[7] 国家卫生健康委员会疾病预防控制局，国家心血管病中心，中国医学科学院阜外医院，等. 中国高血压健康管理规范（2019）[J]. 中华心血管病杂志，2020，48（1）：10-46.

[8] 国家心血管病中心，国家基本公共卫生服务项目基层高血压管理办公室，国家基层高血压管理专家委员会，等. 国家基层高血压防治管理指南 2020 版[J]. 中国循环杂志，2021，36（3）：209-220.

[9] 国家心血管病中心. 中国心血管健康与疾病报告 2019[J]. 心肺血管病杂志，2020，39（10）：1157-1162.

[10] 李海聪，杨毅玲，马明，等. 改善睡眠障碍有助于降血压[J]. 中华高血压杂志，2007，15（4）：294-298.

[11] 刘腾. 缬沙坦——真相，远没有那么恐怖[EB/OL].（2018-08-01）[2023-01-01]. https://www.yxj.org.cn/detailPage?articleId=123427.

[12] 孙玉环，宁红梅，李亦农. 健康教育对高血压患者生活方式及血压控制的影响[J]. 中国初级卫生保健，2016，30（7）：57-58.

[13] 汤聪，张雪芳，李冰雪. 信息化管理方式提高高血压患者治疗依从性研究[J]. 医学信息学杂志，2018，39（9）：64-68，86.

[14] 应源山. 基于穿戴式血压仪和O2O的社区高血压移动医疗服务模式研究[D]. 杭州：浙江工业大学，2015.

[15] 赵连友. 高血压学[M]. 北京：科学出版社，2019.

[16] 曾晓宁，潘云锋，钟卫权，等. 老年高血压患者信息化管理效果分析[J]. 内科，2020，15（1）：1-4，22.

[17]《中国高血压患者教育指南》编撰委员会. 中国高血压患者教育指南[M]. 北京：人民卫生出版社，2014.

[18]《中国高血压基层管理指南》修订委员会. 中国高血压基层管理指南（2014 年修订版）[J]. 中国高血压杂志，2015，23（1）：24-43，15.

[19] 中国高血压防治指南修订委员会，高血压联盟（中国），中华医学会心血管病学分会，等. 中国高血压防治指南（2018 年修订版）[J]. 中国心血管杂志，2019，24（1）：24-56.

[20] 中国高血压防治指南修订委员会. 中国高血压防治指南2010[J]. 中华心血管病杂志，2011，39（7）：579-616.

[21] 中华医学会，中华医学杂志社，中华医学会全科医学分会，等.高血压基层诊疗指南（2019 年）[J].中华全科医师杂志，2019，18（4）：301-313.

[22] 朱鼎良.上海市闵行区莘庄社区高血压信息化综合管理的实践和探索[J].中华高血压杂志，2017，25（8）：722-724.